L'HOMME NOYÉ

DANS UNE FOSSE,

A-t-il péri par le méphitisme ?

LETTRE

A un Professeur de Physique expérimentale; par M. JANIN, Auteur de l'Antiméphitique.

Soutenir que la puanteur & le méphitisme sont des vapeurs différentes, c'est avancer un paradoxe aussi révoltant que de dire que l'eau stagnante remédie au méphitisme. Toutes les expériences se réunissent pour prouver que le vinaigre détruit le méphitisme.

Multaque morbos
Incutere & mortem quæ possint accelerare;
Multa per ipsas
Insinuant nares infesta atque aspera odore.
LUCR. lib. VI.

JE vous dois des remerciements, M., de la bonté que vous avez eu de m'instruire que l'on *convient que le vinaigre détruit l'odeur fétide; mais qu'on prétend que cet acide augmente le méphitisme. Celui-ci*, dit-on, *est dangereux à respirer, & non pas l'odeur infecte. On a soin*, dites vous, *de s'en tenir à cette distinction, parce qu'on imagine que ce problême est insoluble.*

Si on avoit lu avec attention mes quatre lettres à *M. Cadet*, on ne tiendroit pas ce langage: car j'y ai démontré que la puanteur n'a lieu que par l'alkali volatil & son developpement en gaz inflammable. J'y ai démontré que le méphitisme n'existe, dans tous les dépôts d'infection, que par ce sel volatil. Enfin, j'y ai démontré que le vinaigre a la puissance de le neutraliser, conséquemment de l'empêcher de nuire. Mes preuves ont été tirées de l'analyse des matieres putréfiées ; de l'analyse de la vapeur qui s'en exhale, & de ses affinités. Que faut-il donc faire pour convaincre que la puanteur est méphitique, & qu'il est dangereux de la respirer ? Je l'ai mis en évidence par un nombre de tristes événements ; j'ai mis en évidence que le vinaigre y remédie, & j'ai prouvé toutes ces vérités par les écrits de ceux qui ont soutenu le contraire. Malgré cela on prétend que l'odeur & le méphitisme sont des vapeurs différentes ! il faut achever d'anéantir ce paradoxe par des nouvelles autorités & par des faits. Les preuves sont si abondantes que je ne suis embarrassé que sur le choix· commençons par le Dictionnaire de *Boudot* ; j'y trouve, *Mephiticus*, Sidon. *qui sent mauvais, qui a une mauvaise odeur de soufre.* Mephitis, *Virg. puanteur, exhalaison puante ; Ibid*, dans la traduction de l'Enéide, par un Prêtre de l'Oratoire, on y lit : *méphitim, odeur fort désagréable.* Récusera-t-on des Auteurs qui ne sont pas médecins ? dans ce cas, il faut appeller en cause le professeur *Haguenot :* voici son prononcé. Après avoir reconnu, par un nombre d'expériences, que les odeurs fétides qui frappent l'odorat lorsqu'on ouvre des tombeaux, sont funestes à respirer ; il ajoute, " *ces méphitis ne sont pas seulement dangereux* ,, *par la perte de l'élasticité de l'air, ils le sont encore* ,, *plus par la nature des exhalaisons corrompues,* ,, *dont la puanteur excessive démontre la malignité.* ,, Les Grammairiens ont donc prononcé avec connoissance de cause, puisqu'un professeur en médecine n'a d'autre signe à donner, pour connoître la présence du méphitisme, que la puanteur.

Dira-t-on que depuis 1744 on a changé d'opinion ? On ne tiendra pas ce langage si l'on consulte le Catéchisme de *M. Gardane* sur les asphixies, imprimé en 1781. On y lit : *l'infection & le resserrement de la gorge, que l'on éprouve en passant auprès des tonneaux des vuidangeurs, prouvent suffisamment la présence d'une moffete*, pag. 45. Rappellez vous, M., qu'en

1778, les Commissaires de l'Académie *consulterent le peuple assemblé*, & cela pendant deux fois, sur la différence de l'intensité de l'odeur des gadoues, avant & après leurs expériences : *odeur* qu'ils ont qualifiée de *méphitique*. Enfin, le premier de Juin 1782, *M. Cadet* a publié que *le méphitisme* a été reconnu *par les frippiers de la halle*, à la seule *puanteur*.

Voilà des faits qui prouvent invinciblement qu'odeur infecte ou méphitique sont des mots synonymes qui désignent la même vapeur, la même émanation des corps putrides. Il n'est pas moins évident que tous les nés sont compétants pour connoître la présence du méphitisme ; le signe n'est pas équivoque, il frappe l'odorat par la mauvaise odeur. Actuellement que vous connoissez la vérité, comment faira-t-on pour vous dissuader sur les succès du vinaigre pour désinfecter les latrines, les hôpitaux, les prisons, les puisards, les tombeaux & autres lieux infects ? On n'osera certainement pas répéter que le vinaigre augmente le méphitisme, les preuves que je viens de mettre sous vos yeux, & celles contenues dans mes précédentes lettres, sont une démonstration qu'on n'a pu attaquer ma découverte que par des suppositions. Pour faire connoître la vérité, je n'ai eu besoin que de rappeller à leurs propres principes ceux qui ont élevé cet essaim de difficultés. Je n'ai eu besoin que de faire le parallele de leurs écrits pour mettre en évidence qu'ils sont en contradiction. Suivons la même méthode. On lit dans le *détail : La fosse sur laquelle M. Janin devoit employer les moyens qu'il avoit publiés, étoit de celles qu'on appelle bonnes, c'est-à-dire, exempte de méphitisme ; on en étoit d'autant plus assuré que l'eau de la riviere la lave quelquefois*, p. 3. Cet exposé renferme deux erreurs : pour les bien développer, il faut diviser cette lettre en trois paragraphes. Dans le premier, nous examinerons si une fosse peut être exempte de méphitisme. Dans le second, si le vinaigre est antiméphitique. Dans le troisieme, si l'eau qui verse quelquefois dans une fosse peut l'empêcher d'être méphitique.

§. I.

Une fosse d'aisance exempte de méphitisme!

C'EST la premiere fois qu'on a avancé un tel paradoxe, je le prouve par les ouvrages de mes Commissaires, & par les observations sur les fosses d'aisance de *M. Cadet*, 1778. Voici le début de cet opuscule : *La vapeur méphitique, qui regne dans les fosses, fait de leur vuidange une opération dont les inconvénients ne se bornent pas à porter dans l'athmosphere les émanations les plus funestes à la salubrité de l'air.* La vapeur méphitique qui regne dans les fosses, c'est le pluriel ; ces mots présentent donc l'état général de toutes les fosses ; & c'est sans équivoque : car on lit à la p. 25, *assez heureux pour avoir réussi à ôter à la vapeur méphitique des fosses.* A la p. 30. *La vapeur des fosses, chassée par le ventilateur, n'en existe pas moins dans l'athmosphere, qu'elle infecte par ses qualités méphitiques.* A la p. 34. *Voilà donc la vapeur méphitique des fosses.* La vapeur des fosses est donc méphitique ? Elle l'est au point que les oiseaux & un chat, que *M. Cadet* y a exposés, sont morts sur le champ. La preuve encore de ses qualités méphitiques, c'est qu'elle est si corrosive, que *les tuyaux du ventilateur en sont criblés en peu de temps, comme des écumoires*, ibid, *p.* 31 & 71. Voyons si *MM. Lavoisier* & *Fougeroux*, mes Commissaires, ont contesté ces faits. Ouvrons leur rapport de 1778.

" *Les fosses d'aisance, lorsqu'on les vuide sans précaution*, disent-ils, *ne se bornent pas à répandre dans l'athmosphere des vapeurs méphitiques & malfaisantes, des plus contraires à la salubrité de l'air; mais que leurs émanations sont funestes & meurtrieres aux malheureux ouvriers que la misere a dévoués à l'affreux & périlleux travail de vuider les latrines.* ", p. 49.

On ne peut pas s'exprimer plus clairement ; pourquoi donc ces MM. ont-ils dit dans le *détail*, qu'une fosse *est exempte de méphitisme?* Pourquoi affirment-ils une seconde fois, p. 5, *qu'il n'y avoit pas de méphitisme à détruire* à la fosse du quai Pelletier ? *Ils n'ont*, disent-ils, *pu juger de l'effet du vinaigre que relativement à l'odeur des latrines*, *ibid.* C'est déclarer en bonne forme que l'*odeur des latrines est exempte de méphitisme* ; afin de ne laisser nul doute sur cette distinction, ces MM. ajoutent : *mais l'objet le plus important de la découverte de M. Janin étoit la promesse qu'il faisoit de détruire le méphitisme.* Ibid.

Ces MM. ne peuvent ignorer que j'ai dit dans mon Antiméphitique, & cela d'après eux, que *toute odeur infecte est méphitique.* Le rapport de 1778 prouve que j'ai raison, & qu'ils ont tort d'avoir avancé le contraire ; j'ai en ma faveur leurs écrits, ceux de l'Académie & de la Société de Médecine, de 1779, 1780, 1781 & 1782, enfin, la critique de *M. Cadet ;* il connoissoit le fameux *détail*, néanmoins deux mois après il a fait imprimer les mots *infection*, *odeur infecte*, *puanteur*, *vapeur méphitique*, comme synonymes. Ces MM. seront donc toujours en contradiction ? tandis que l'un m'accorde un fait, les autres le nient, *& vice versa.* Puisqu'ils conviennent tous que *la vapeur méphitique est malfaisante*, je prends acte de leur aveu ; il résulte de leur exposé, que toute vapeur malfaisante est méphitique. Mais si je prouve que l'odeur infecte est très-malfaisante, que diront-ils ? Non seulement l'odeur qui s'exhale des latrines est méphitique, mais encore l'air que nous respirons ; je le prouve par les ouvrages de quatre de mes Commissaires.

L'air athmosphérique, assure M. de Fourcroy, *est composé des trois quarts de gaz méphitique, & d'un quart d'air respirable.* (1) ce qu'il y a de remarquable, c'est que cet ouvrage n'a vu le jour qu'après le *détail ;* dans celui-ci on a annoncé, qu'*une fosse est exempte de méphitisme ;* dans l'autre on affirme que *les trois quarts de l'air que nous respirons est méphitique :* quelle des deux propositions faut-il croire ?

M. l'Abbé Teissier, trois mois après le *détail*, a fait imprimer que *les trois quarts de l'air que nous respirons est méphitique. Rien n'est plus propre*, dit il, *à convertir l'air pur en gaz méphitique que la respiration des animaux.* (2) Malgré cet aveu, il soutient qu'une fosse est exempte de méphitisme.

(1) Leç. de Chym. T. I, p. 62.

(2) Mém. de la Soc. de Médec. T. III, p. 333.

M. Lavoisier atteste, qu'*il paroît prouvé que l'air que nous respirons ne contient qu'un quart de véritable air qui est mêlé à trois ou quatre parties d'un air nuisible, d'une espece de moffete qui feroit périr les animaux, si la quantité en étoit un peu plus considérable.* M. Lavoisier dit plus encore. *Les funestes effets d'un grand nombre d'émanations prouvent combien ce fluide est près des limites au delà desquelles il deviendroit mortel pour tous les animaux.* (1)

(1) Mém. & obs. sur le sal. 1776, p. 615.

M. Macquer va vous expliquer d'où prévient le méphitisme de l'air que nous respirons, & la cause qui met ce fluide si près des limites au delà desquelles il deviendroit mortel. Son prononcé va ouvrir les yeux du public sur les causes méphitiques. Je dirai de *M. Macquer* ce qu'*Antisthene* a dit de *Socrate* : *voilà le maître qu'il nous faut écouter.*

Si l'on fait attention, dit-il, *à la quantité immense d'animaux qui respirent l'air de l'athmosphere, à celle des matieres végétales & animales qui subissent la fermentation, la putréfaction, la combustion, toutes opérations qui produisent du gaz méphitique, on ne pourra guere s'empêcher de reconnoître que l'air de l'athmosphere, sur-tout près de la surface de la terre, & dans les lieux les plus peuplés d'hommes & d'animaux, ne soit toujours mêlé d'une quantité assez considérable de gaz méphitique.* (2)

(2) Dict. de Chym. T. II, p. 293, 332 & suiv. il l'a répété, T. II, pag. 286.

L'expérience démontre journellement cette vérité : l'Académie en est si pénétrée, qu'elle assure dans son histoire de 1772, qu'il meurt dans les grandes villes un homme sur trente ; tandis que dans les bourgs la mortalité n'est plus que dans le rapport d'un à trente-sept. Enfin, dans les campagnes il ne meurt qu'un homme sur quarante. Ce calcul est le résultat des tables mortuaires de plus de soixante années. Il est évident qu'*un athmosphere impur, tel que celui des villes*, dit la Société de Médecine, *abrege la vie commune de ses habitants de seize ans.* (3) Il est donc certain, d'après le témoignage de quatre de mes Commissaires, que l'air que nous respirons *est les trois quarts méphitique.* Il est certain, d'après le témoignage de l'Académie & de la

(3) T. II, p. 117 des Mém.

Société de Médecine, que plus il y a des émanations putrides dans l'air, plus elles sont malfaisantes : en deux mots, elles abregent la vie des hommes. C'est donc contredire l'expérience que de soutenir qu'*une fosse est exempte de méphitisme.* Un cloaque d'infection, qui n'avoit pas été vuidé depuis quatorze ans, & qui étoit plein jusqu'à la voûte, pouvoit-il être exempt de méphitisme, tandis que *les trois quarts de l'air que nous respirons est méphitique ;* & il n'est méphitique que par les émanations de la putréfaction ? Comment, après un aveu aussi positif, ces Messieurs ont-ils pu avancer, qu'un foyer de putréfaction *est exempt de méphitisme*? D'un autre côté, ils avouent que *la compagnie des ventilateurs a choisi la fosse du quai Pelletier*, p. 2. L'avoit-elle donnée comme *bonne & exempte de méphitisme?* Ses intérêts lui étoient bien plus à cœur que mes succès.

Pourquoi mes Commissaires n'ont-ils pas inséré dans leur *détail*, qu'un tombereau à découvert, chargé des matieres extraites de cette fosse, mêlées avec de litiere, traversa les rues de Paris accompagné de deux Inspecteurs de police, qui furent témoins que personne ne soupçonna, dans le trajet, le contenu de cette voiture? Cette preuve étoit une démonstration que les moyens que j'ai indiqué enchaînent l'odeur infecte ; mais comme le public avoit vérifié cette propriété du vinaigre, pour le dissuader, on a fait cette belle distinction de l'*odeur & du méphitisme.* Enfin, on a accumulé contradiction sur contradiction, je l'ai mis en évidence ; afin d'en compléter la preuve, il me reste à prouver que les odeurs infectes sont malfaisantes, & très-méphitiques. L'histoire présente des faits nombreux qui le prouvent invinciblement ; les annales de la Médecine sont remplies de tristes événements qui n'ont eu lieu que par *les odeurs fétides* ; si je réunissois ici tous ces faits, je formerois un volume : mais qu'ai-je besoin d'entasser autorité sur autorité ? les faits rapportés par mes Commissaires, la Société de Médecine, l'Académie & quelques Auteurs célebres, seront plus que suffisants pour convaincre les plus incrédules, que les odeurs puantes sont funestes à respirer.

Au témoignage de l'Académie, deux manœuvres perdirent la vue *par l'horrible puanteur qui sortit d'une fosse.* (1) Le premier Médecin du Roi, *M. de Lassonne*, a fait insérer dans les Mémoires de la Société de Médecine, *Tom. I*, l'observation sur une épidémie gangreneuse, mortelle, qui regna à Paris, à la maison de l'Enfant-Jesus. En entrant dans cette maison, *M. de Lassonne étoit frappé d'une odeur infecte, il présuma que les miasmes corrompus étoient la cause des accidents; il n'en eut plus de doute quand il eut reconnu & constaté que tous ces maux étoient bornés aux seuls endroits qui avoisinoient l'espace de terre où pourrissoient le corps des vaches mortes de l'épizootie.* p. 97. Vous ne serez pas étonné de cet événement si vous vous rappellez, Monsieur, ce qui arriva à Oxford en 1559, à Tauton, en 1711, à Londres en 1750; la sortie des criminels rendit l'air si méphitique, par la puanteur qui s'exhaloit de leurs corps, qu'un grand nombre des juges & des spectateurs perdirent la vie. Qu'on dise ensuite qu'il n'est pas dangereux de respirer les odeurs infectes; osera-t-on soutenir qu'elles ne sont pas méphitiques? Elles le sont à tel point, que l'Académie de Châlon-sur-Marne a fait imprimer, en 1780, *que la mauvaise odeur des latrines, dont on n'a pu encore se garantir dans aucun hôpital, quelque dépense qu'on ait faite pour cela, celle des sueurs des malades, & des matieres purulentes, toutes ces matires impures, en surchargeant l'air des substances âcres & alkalescentes, deviennent la source d'une quantité de maladies putrides & malignes, qui font périr des légions de malades.* (2) Cela n'est malheureusement que trop prouvé: le scorbut, la fievre pectechiale, celle des hôpitaux, des prisons, des camps, ne reconnoissent d'autre cause que l'infection. C'est le sentiment des célebres *Van-Swieten*, *Sauvages*, *Pringle*, & de tous les grands Médecins. *La cause prochaine des fievres pectechiales mortelles*, dit la Société de Médecine, *est l'air infect qui s'exhale des malades, de leurs exeréments & des cadavres qui ont péri de cette maladie. L'excès de mortalité dans les hôpitaux*, dit-elle, *provient de l'infection. En remédiant à cette cause funeste*,

(1) Hist. de l'Acad. ann. 1711, p. 26.

(2) Moy. de détruire la mendicit. p. 87.

on travailleroit utilement pour le salut des malades. Elle ajoute : *une conclusion générale pour les hôpitaux, c'est que la mortalité y est relativement plus grande que dans les maisons privées. On y respire une odeur, sinon infecte, du moins désagréable, fade, rebutante, nauséabonde, pernicieuse, effets des miasmes putrides. Les hôpitaux sont donc des gouffres de l'espece.* (1) C'est ainsi que s'est énoncée la Société de Médecine, en 1780 : elle n'a cessé de publier que la puanteur est funeste à respirer ; tous ses ouvrages sont remplis de faits qui démontrent cette vérité. Dans son rapport de 1780, elle rappelle l'accident arrivé le 10 Juin, dans les caves de trois maisons, *qui furent remplies de vapeurs méphitiques & putrides*, provenant du cimétiere des Innocents ; *les lumieres s'y sont éteintes, l'odeur infecte a beaucoup incommodé les voisins, & une femme a contracté une fievre nerveuse assez grave.* p. 47. Ce rapport prouve sans replique, *que les odeurs fétides causent des maladies mortelles.* En voici une nouvelle preuve. *Une odeur très-fétide*, qui s'exhaloit d'une fosse ouverte dans une des églises de Saulieu, porta atteinte à 170 personnes qui s'y trouverent exposées ; 149 furent attaquées d'une fievre putride maligne, dont plusieurs sont mortes, au rapport de *M. Maret.* (2) Les mauvaises odeurs sont donc bien funestes? elles le sont à tel point que les matieres putrides, dit M. Gardane, *répandent l'odeur de la moffete. Le nez, les poumons, l'œsophage, l'estomac & les premieres voies, ainsi que la peau, sont tellement imprégnés des molécules moffetiques, que ces parties en conservent la puanteur pendant plusieurs jours. Le malade court le risque de tomber dans une fievre putride & maligne : delà la nécessité d'éloigner l'asphyxié de la moffette, & de le nettoyer des ordures qui pourroient porter l'odeur méphitique.* (3) C'est donc avec raison que l'illustre *Quesnay* a dit que *les personnes qu'une puanteur cadavéreuse fait tomber en syncope, ou qu'un lieu infecté de vapeurs putrides fait mourir subitement, fournissent des preuves décisives de la qualité vénéneuse & de l'incompatibilité de ces subs-*

(1) T. II, p. 58, 121 & suiv.

(2) Mém. sur les exhum. p. 32.

(3) Catéch. sur les asph. pag. 110 & 113.

tances putrides avec le principe vital ; c'est cette puanteur, ajoute-t-il, *qui marque qu'un corps atteint de pourriture infecte l'air d'exhalaisons malfaisantes, & qui nous avertit du danger de rester dans son voisinage.* (1) Aussi la nature ne nous a doué de l'odorat, dit le Chancelier *Bacon*, que pour nous avertir de la présence des odeurs infectes : si elle n'avoit pas eu cette intention, *pour quelle raison la puanteur fait-elle sur l'odorat une impression si longue, si opiniâtre & si désagréable? D'où vient que les odeurs causent des maladies & la mort?* Tel est le prononcé du grand *Boerrhaave* (2).

(1) Mém. de l'Acad. de Chirur. Tom. I.

(2) Inst. de Médec. §. 50.

Tous ces faits, toutes ces autorités & une foule d'autres que je passe sous silence, étoient connues de mes Commissaires; néanmoins ils ont soutenu, dans leur *détail* que les odeurs infectes n'étoient pas malfaisantes ; ils ont soutenu qu'elles étoient exemptes de méphitisme ; l'expérience le leur a-t-il démontré ? c'est ce qu'il s'agit d'examiner : commençons par les écrits de *M. l'Abbé Tessier*, rédacteur du *détail.*

On peut craindre, dit-il, *quelque chose de l'odeur infecte qui s'exhale du chanvre, lorsqu'on le retire de l'eau où on le fait rouir.* (3) *Doit-on attribuer les fievres intermittentes à l'odeur infecte du chanvre? Il est certain*, assure-t-il, *qu'elles n'ont pas paru avant cette époque. Les paysans sont dans l'usage d'appuyer tout ce qu'ils récoltent de cette plante aux murs de leurs maisons pour les faire sécher, ce qui rend pendant quelque temps l'air des villages insupportable.* Enfin, M. l'Abbé Tessier dit, *que dans la Sologne il y regne des brouillards qui répandent, sur-tout les matins, une odeur désagréable, ce qui rend la Sologne une contrée malsaine, & à bien des égards disgraciée de la nature*, ibid, *p.* 72. La mauvaise odeur est donc dangereuse ? En effet, *M. Macquer* assure que les émanations de la peinture à l'huile sont méphitiques. (4) Bien plus, *l'odeur qu'on sent dans les latrines*, dit-il, *est capable de faire perdre connoissance & de suffoquer*, ibid, p. 125. *Le fromage pourri*, dit M. de Fourcroy, *répand une odeur infecte, due au dégagement d'un gaz très-odorant & très-méphitique.*

(3) Mém. de la Soc. de Médec. T. I, p. 64.

(4) Dict. de Chym. T. II, pag. 292.

En parlant de la putréfaction des substances animales, il s'exprime ainsi : *Il se répand avec une sorte d'impétuosité une odeur putride, insupportable, qui dure long-temps, qui pénetre par-tout, qui affecte le corps des animaux, comme un ferment capable d'en altérer les fluides* (1).

M. Hallé a vérifié que *l'odeur propre à la putréfaction, a la propriété d'adhérer très-long-temps aux substances animales ; ce caractere d'adhérence est important*, dit-il, *à remarquer : on le trouve encore dans toutes les odeurs animales exaltées : on le trouve dans les plantes vireuses, ressemblance qui a lieu non seulement par la sensation & le dégoût qu'il excite, mais encore par les effets qu'il produit sur les nerfs. M. Hallé* en parle avec connoissance de cause ; car l'odeur putride le frappa à tel point, qu'*il fut près de se trouver mal : elle lui causa un mal de tête & des nausées.* (2) Enfin, *MM. Lavoisier & Fougeroux* ont fait un tableau énergique des funestes effets des mauvaises odeurs dans leur rapport de 1778.

Le moindre inconvénient, disent-ils, *est d'infecter l'athmosphere des émanations putrides des fosses, comme s'il n'étoit pas suffisamment prouvé que pernicieuses à respirer pour l'homme en santé, elles peuvent coûter la vie aux malades ; malheur à la femme en couche, au fébricitant, aux poitrinaires qui y sont exposés ! malheur encore à tous ceux qui ont le genre nerveux tant soit peu susceptible ! Un de nous*, continuent ces Messieurs, *connoît plusieurs personnes qui, lorsqu'elles sont exposées à ces odeurs infectes, se trouvent mal & leur santé est dérangée plus ou moins de temps suivant la proximité & l'intensité de l'odeur*, p. 68. *L'affreux supplice auquel on est exposé lorsqu'on vuide les fosses !* disent-ils encore, *l'air est vicié, les maisons infectées, les habitants incommodés, les malades en danger*, p. 105.

Que de *malheurs* mes Commissaires ont annoncé avec juste raison, à tous ceux qui respirent *les odeurs infectes !* Et lorsqu'un citoyen donne généreusement, car il ne demandoit ni privilege ni argent, lorsqu'il publie le moyen efficace pour prévenir tant *de malheurs* ;

(1) Leç. de Chym. p. 726 & 839.

(2) Mém. de la Soc. de Med. T. III, pag. 492 & 506.

bien loin de lui savoir gré des recherches qu'il a faites pour y parvenir, bien loin de lui savoir gré d'avoir exposé sa santé & sa vie à respirer *des odeurs infectes*, on soutient qu'il n'a pas rempli sa promesse. Afin de le persuader au public, on a prétendu que le méphitisme est funeste à respirer, & non *pas l'odeur infecte.* Peu importe à ces MM. d'être en contradiction avec leurs écrits. Peu leur importe de contredire, par des paradoxes, les principes de l'Académie dont ils sont membres. Peu leur importe que la Société de Médecine ait dit expressément dans tous ses ouvrages, que les *odeurs infectes* sont funestes à respirer; enfin, peu leur importe que le premier Médecin du Roi, *M. de Lassonne*, *Galien*, *Diodore de Sicile*, *Sidenham*, *Fernel*, *Dionis*, *Morton*, *Huxam*, *Lind*, *Merclin*, *James*, *Ramazini*, *Haller*, *Mead*, *de Boissieux*, *Navier*, *Sauvage*, *Pring le*, *Targioni Tozzetti*, *Morgani*, & MM. *Paulet*, *Priestley*, *Gardane* & autres savants Médecins, aient démontré par une multitude de tristes événements que les *odeurs mauvaises* infectent sur le champ le fluide nerveux, arrêtent le mouvement systatique, au point de causer des maladies & la mort.

Qui auroit pu prévoir que l'on m'auroit contesté une vérité aussi évidente? Qui auroit pu prévoir que j'aurois été obligé d'avoir recours à des autorités, surtout à celles de mes Commissaires, pour prouver sans replique que les *odeurs infectes sont méphitiques?* Puis-je mieux les convaincre que par leurs propres textes? Toutes leurs expériences n'ont eu pour but que de neutraliser le principe odorant; la preuve est consignée dans leur rapport de 1778: voici le début de cet ouvrage.

Nous allons rendre compte à l'Académie, ont dit MM. Fougeroux & Lavoisier, *des différentes expériences que nous avons faites sur une matiere aussi désagréable, dans l'intention, s'il étoit possible, d'en diminuer l'odeur*, p. 48, c'est ainsi qu'ils se sont énoncés aux pages 49, 78, 89, 90, 91, 92, 93 & 108. Dans les seules pages 91 & 92, ces Messieurs y ont répété dix fois le mot *odeur*, & pas une seule fois le mot *méphitique.* C'est d'autant plus étonnant, qu'ils opéroient sur la fosse *où le nommé Cholet, fort & bien constitué, fut asphixié*, pag. 95. *Dans un local très-favorable*, pag. 91. Ils ont donc reconnu l'*odeur infecte* comme cause mortelle, la preuve est ici en démonstration : l'accident & l'objet de *neutraliser l'odeur* des gadoues ne souffre point de replique. Cette asphixie prouve la certitude des *malheurs* que mes Commissaires ont annoncés à tous ceux qui respirent *les odeurs infectes*, pag. 68. Aussi l'Académie en 1779 n'a eu pour objet que de remédier *à l'odeur fétide*. La Société de Médecine n'a pas eu d'autre intention. Bien plus, trois mois après le *détail* elle a fait imprimer un nombre d'observations sur les épidémies, elle en attribue la cause aux *odeurs ou vapeurs infectes*. Cette Compagnie en a consigné la preuve aux pages 34, 35, 39, 44, 50, 53 & 492 de son troisieme volume. La puanteur est donc dangereuse à respirer? Pourquoi a-t-on soutenu la négative? Voyons actuellement si on a été mieux fondé à contester les vertus du vinaigre.

§ II.

Le Vinaigre remédie-t-il au méphitisme?

Cette propriété du vinaigre a été démontrée dans mes précédentes lettres. Elle a été démontrée dans mon *antiméphitique*; j'y ai prouvé que des savans avoient été à la porte de la plus belle découverte sans s'en appercevoir : & c'est parce que je l'ai prouvé, qu'ils ont prétendu que cet acide ne remédie pas au méphitisme. Ils ne pouvoient être juges dans leur propre cause : & ils l'ont été. Plus ces savans jouissent d'une réputation, plus leur prononcé porte atteinte à la mienne & à ma découverte. L'honneur m'oblige d'appeller de leur prononcé au tribunal du public. Afin que son jugement soit sans appel & irrévocable, il faut qu'il soit contradictoire : j'ai articulé mes faits & mes preuves, il s'agit de les fortifier; mais à quel témoignage avoir recours pour contrebalancer celui des Commissaires de l'Académie & de la société de Médecine? à leur propre aveu; à leurs propres écrits : enfin à leur fameux *détail.* Certainement on ne récusera pas de telles déclarations? C'est par elles qu'il faut conjurer la tempête qu'on a élevée sur ma tête. C'est par elles qu'il faut dissiper les nuages qu'on a répandus sur la vérité. Enfin, c'est par elles que j'obtiendrai bonne & prompte justice, & c'est des mains augustes de la bienfaisance que je recevrai la récompense de mes veilles & de mes travaux.

Déclarations en faveur des acides.

M. *Macquer* affirme que *le vinaigre fait disparoître sur-le-champ & entiérement l'odeur fétide de l'urine.* (1) MM. Fougeroux & Lavoisier, en qualité de Commissaires de l'Académie, attestent que *le vinaigre paroît agir plus directement dans l'accident du plomb.* Ils l'ont prouvé en rapppellant à la vie le nommé Cholet. (2) Ils attestent que l'*acide sulfureux est regardé comme le meilleur correctif des dispositions putrides de l'athmosphere. Ibid.* pag. 75. M. *Lavoisier* déclare qu'*on ne peut méconnoître les effets antiputrides dans les acides.* (3). La société de médecine atteste que *les acides guérissent, & guérissent constamment ceux qui sont asphixiés par les vapeurs méphitiques.* Tom. 1, pag. 192. *Les succès de ces médicamens lors de* l'épidemie du Cotentin, *ne doit point surprendre,* dit-elle ; *la putridité se déclaroit par la fétidité des sueurs & des excrémens, pouvoit-on leur opposer des secours plus puissans que les acides? Ibid.* pag. 51. Voilà des faits. Mais la société de Médecine, consultée en 1780 par S. E. le grand maître de Malte, sur les précautions qu'il conviendroit de prendre lors de la démolition des caveaux destinés aux sépultures, a fait dans son rapport une déclaration en faveur du vinaigre, qui mérite de trouver une place dans cet exposé.

(1) Dict. de Chym. art. urine.

(2) Rapp. de 1778, p. 53 & 95.

(3) Opusc. chym. p. 53.

On commencera, dit-elle, *à faire au caveau une ouverture peu considérable, l'ouvrier aura sur sa bouche & au dessous du nez un linge imbibé de fort vinaigre ; d'autres ouvriers en prenant les mêmes pré-*

cautions, fermeront l'ouverture avec un linge imbibé de vinaigre, pag. 29. *Ceux qui descendront les premiers dans les caveaux auront sous le nez & sur la bouche un mouchoir imbibé de vinaigre*, pag. 32. Le vinaigre y est indiqué pour rappeller à la vie ceux qui seroient asphixiés, pag. 33 & 35. *S'il y a des corps ou des ossemens à exhumer, les ouvriers auront toujours une éponge imbibée de vinaigre sous le nez. Afin d'éviter l'odeur qui pourroit s'élever dans le temps des fouilles, les habitans des maisons voisines, seront invités à les parfumer avec du vinaigre*, p. 38. *Ceux des ouvriers qui travailleront à la démolition du caveau dans lequel on a déposé les corps des pestiférés, on les désinfectera, c'est-à-dire, qu'on les forcera à se laver tout le corps avec de l'eau vinaigrée. Ces précautions préviendront tout danger*. Pag. 40.

Il est donc certain que le vinaigre est une égide invincible contre les vapeurs putrides. Il est certain qu'un homme qui le respire peut avec sécurité pénétrer jusques dans le foyer du méphitisme; enfin, il est certain que cet acide à la puissance de rappeller à la vie ceux que cette vapeur meurtriere a frappés de mort. Il restoit le plus essentiel à faire, il falloit attaquer l'hydre, qui dans son volcan lançoit de tous côtés son venin funeste, & c'est à quoi on n'a pas pensé : & c'est parce que je l'ai fait avec succès, qu'on a accusé le vinaigre d'être dangereux : qu'on l'a accusé d'augmenter le méphitisme : & de quoi ne l'a-t-on pas accusé ? Toutes ces accusations ont-elles été bien réfléchies ? N'auroient-elles pas été enfantées par le dépit d'avoir été si près de ma découverte sans s'en appercevoir ? Si le mal qu'on a dit du vinaigre est vrai, c'est donc à tort qu'on avoit fait son apologie. Mais, sur quoi sont fondées cette foule d'accusations ? Des expériences ultérieures à la publication de l'antiméphitique, ont-elles démontré que le vinaigre est pernicieux ? Non; car mes Commissaires ont fait encore l'apologie de cet acide, & cela après l'avoir proscrit & vilipendé dans leur fameux *détail*.

M. Cadet a publié que *le vinaigre a détruit le*

méphitisme des commodités de M. Morand, & *que ce médecin en a fait son rapport en pleine Académie. Il a* publié que *cet acide neutralise l'alkali volatil putride. Alkali* qu'il a déclaré *la cause du méphitisme & de la puanteur.* (1)

M. l'Abbé *Tessier* a publié, que pour arrêter la contagion de Rouvrai-Saint-Denis, où regnoit une épidémie mortelle : *Il fit brûler du vinaigre dans les chambres des malades, & les fit arroser.* (*f*) M. de *Fourcroy* a publié que *les acides détruisent promptement l'odeur de l'urine pourrie, & celle des dépôts qu'elle forme.* (g) M. *Haller* a déclaré que l'*action de l'alkali putride sur notre odorat, produit quelquefois un mal de tête subit, suivi de nausées, de défaillance, & d'un commencement de somnolence. Frappé*, continue-t-il, *presque subitement de ces maux, & près à se trouver mal, il courut à un flacon d'acide sulfureux, en un instant le mal de tête, les nausées, & la défaillance, furent dissipés & neutralisés par l'acide, & il n'éprouva plus aucune incommodité.* (*h*) Enfin, la Société de Médecine a fait imprimer trois mois après le *détail*, non seulement les expériences ci-dessus, mais elle a annoncé que *pour la désinfection il faut employer de l'eau, dans laquelle on délaie de la chaux, ou éteindre du vinaigre. Ibid.* pag. 356. Lisez je vous prie, Monsieur, mon *antiméphitique*, vous y trouverez décrits ces trois moyens. Voilà onze dépositions : & quelles dépositions ! Qui prouvent invinciblement que les acides sont antiméphitiques. Qui prouvent que j'ai raison de les avoir annoncés pour tels. Qui prouvent que ceux qui ont soutenu l'inverse de cette vérité, ont prononcé contre leur propre conviction. Comment concevoir que le rapport de la société de Médecine de 1780, qui affirme, & le détail qui nie, sont transcrits sur le même registre ? Comment concevoir que deux écrits si opposés aient été signés par des hommes d'un mérite distingué. Enfin, comment concevoir qu'après avoir donné au *détail* la plus grande publicité, la société de Médecine ait contredit dans son troisieme volume, ce qu'on a contesté dans le fameux *détail* & dans

(1) Journ. Encycl. Ier. Juin 1782, *inst. de chym.*

(*f*) Mém. de la société de Médec. T. III, p. 29.

(g) Lec. de chym. T. II, pag. 755.

(*h*) Mém. de la société de Médec. T. III, p. 492.

dans la critique de MM. *Cadet & Lavoisier;* elle l'a contredit, au point qu'elle y a inséré les expériences de MM. *Hallé & l'Abbé Tessier*, c'est ainsi qu'elle les a mis en contradiction avec eux-mêmes. Cet hommage, rendu à la vérité, est le plus beau triomphe des acides, & la preuve la plus complete que j'ai rempli ma promesse. Car mes Commissaires ont déclaré que *l'objet le plus important de la découverte de M. Janin, étoit la promesse qu'il faisoit de détruire le méphitisme, dont un grand nombre d'ouvriers sont si souvent les tristes victimes*, pag. 75. Les succès qu'ont eu la société de Médecine, l'Académie, *M. Cadet*, & six de mes Commissaires en employant les acides, sont des témoignages démonstratifs que j'ai tenu ma parole. Et quoique dans le *détail* on ait soutenu la négative, ce même *détail* renferme les preuves les plus completes sur les succès du vinaigre. *Afin d'empêcher*, disent mes Commissaires, *un enfant malade d'être incommodé de l'odeur de la vuidange, on avoit mis du vinaigre en évaporation, au dessus de la cave*, pag. 14. Cela a réussi, à tel point que l'enfant n'a pas été du tout incommodé. Et comment auroit-il pu être incommodé de l'*odeur de la vuidange*, puisque mes Commissaires affirment qu'*on ne sentoit dans toute la cave que le vinaigre. Ibid.* Ils affirment que pendant la vuidange d'une fosse *qui contient des cadavres, il y avoit dans la cave une odeur mixte, dans laquelle dominoit celle du vinaigre en évaporation*, pag. 16 & 17.

Cette continuité de contradictions vous étonne; mais votre surprise va être extrême, si vous vous rappellez, Monsieur, que mes Commissaires *ont apporté avec eux du vinaigre radical pour parer aux accidens*, pag. 8. Du vinaigre pour parer aux accidens causés par le méphitisme! Et dans le même écrit on prétend que cet acide n'est pas antiméphitique. La plume me tombe des mains à la vue d'une si énorme contradiction. Que des preuves en faveur du vinaigre! Mais pour qu'il ne reste pas sur son succès le moindre doute, examinons à quel signe on reconnoît le dernier

pour appui des témoins muets; mais d'autant plus énergiques, qu'ils sont l'organe de la vérité. La société de Medecine est leur garant; elle n'a cessé de déclarer que, *la lumiere brûle dans l'air pur : elle s'éteint dans l'air méphitique. Lorsque la lumiere brûle jusques dans le fond d'une excavation, on peut y descendre sans danger : si elle s'y éteint, l'air seroit très-meurtrier.* Mes Commissaires sont la double garantie, *que les bougies allumées & les animaux, sont les moyens les plus connus jusqu'ici, pour constater l'état des gaz dangereux.* Et si ce double cautionnement n'est pas encore suffisant, je puis appeller en cause l'Académie royale des Sciences; les Médecins, les Physiciens, & les Chymistes, sur l'infaillibilité des lumieres & des animaux : voilà les seuls & uniques moyens qu'ils ont indiqués, pour connoître s'il existe ou s'il n'existe pas de moffette dans un lieu suspect. On ne peut certainement pas récuser des témoins qui ont en leur faveur un si grand concours de témoignages de leur fidélité; d'autant plus qu'il est impossible de pervertir de pareils témoins, le vil intérêt n'a pas de puissance sur eux. Leurs indices sont certains, invariables; en deux mots, de telles expériences sont incontestables; s'il y a une vérité démontrée en physique, c'est celle-là.

Lorsque l'air est chargé de vapeurs dangereuses, méphitiques, dit un membre de la Société royale de Médecine, M. Paulet, *ce n'est pas une seule espece d'animaux qui en éprouve les effets, tout ce qui vit, tout ce qui respire; la lumiere s'y éteint, tout s'en ressent.* (25) Ce fait a été vérifié & constaté par les expériences des MM. *Hales*, *Arbuthnot*, *Duhamel*, *Priestley*, *Beaumé*, *Sage*, la Société de Médecine, & six de mes Commissaires.

(25) Malad. épiz. T. II, pag. 204.

Je joins à toutes ces autorités les expériences qu'a faites le professeur Haguenot sur les vapeurs méphitiques.

Plusieurs personnes ayant perdu la vie dans un tombeau à Montpellier, le 17 Août 1744, ce Médecin fit des expériences le 22 du même mois : le 2 Octobre

& le 6 Novembre, en présence de MM. *de Sauvages, Goulard & Lamaurié.* Les voici. Premiere expérience, *toutes les fois qu'il a fait ouvrir cette cave, il s'en est élevé une vapeur puante, qui se répandoit au loin, plus ou moins forte, suivant la température de l'air.* Seconde expérience. *Il présenta à l'ouverture de cette cave, la flamme d'un morceau de papier, d'un sarment, & d'un flambeau de poix allumé; ils s'éteignoient à l'instant, comme si ces corps enflammés avoient été plongés dans l'eau.* Troisieme expérience. *Différens animaux, des chats, des chiens, des oiseaux ont été à peine introduits dans cette cave, qu'ils ont été oppressés; à l'oppression succédoient des mouvemens convulsifs, & dans l'espace d'une ou deux minutes, même les plus robustes, tels que les chats, perdoient la vie : ceux qui sont moins vivaces & plus délicats, comme les oiseaux, expiroient dans l'espace de quelques secondes.* Quatrieme expérience. *Le 29 Octobre* 1746, M. *Haguenot*, accompagné de M. *de Sauvages*, fit ouvrir un caveau dans une autre église, l'*odeur étoit si infecte, qu'une bougie qu'il présenta à l'ouverture fut éteinte sur-le-champ.* Tels sont les funestes effets des vapeurs méphitiques; ces expériences ne se sont jamais démenties, dans quelque espece de gaz méphitique qu'on ait plongé les lumieres & les animaux, cette cruelle vapeur les a toujours enveloppés des ombres de la mort, elle n'a point d'intermission; nul être n'est privilégié, tout est immolé à ses terribles atteintes. Les savans qui ont fait ces expériences ont observé qu'il y a une progression graduelle & invariable dans cette destruction générale; les lumieres s'éteignent sur-le-champ; les oiseaux y résistent un peu plus, mais ils y périssent plus promptement que les quadrupedes, ceux-ci que les hommes. Jamais cette regle n'a été intervertie. *Les moffettes*, dit l'Académie, *éteignent les lampes & les chandelles, & ne manquent pas d'étouffer en très-peu de minutes les ouvriers qui les respirent.* (1) *Les oiseaux*, dit la Société de Médecine, *qui sont accoutumés à respirer l'air le plus pur, périssent dans les fluides méphi-*

(1) Vol. de 1763.

tiques, beaucoup plus promptement que les autres animaux, Tom. I, pag. 188; tandis que ceux qu'on a descendus nombre de fois dans la fosse de l'hôtel de la Grenade, *au bout de cinq minutes ont été retirés bien portans.* Preuve démonstrative qu'il n'y avoit pas du méphitisme; s'il y en avoit eu, il n'y a nul doute que les lumieres s'y seroient éteintes, les oiseaux, & le cochon d'Inde y auroient perdu la vie; l'ouvrier qui descendit dans cette fosse pour y pêcher, lier, & retirer l'homme noyé, y seroit mort.

M. *Maille*, qui pendant quatre heures a été constamment *sur le bord de l'ouverture de cette fosse*, pag. 15, y auroit péri, ainsi que les ouvriers. MM. *Fougeroux & Hallé*, qui ont flairé vingt-sept tonneaux de gadoues, *pour en constater exactement l'odeur*, pag. 16, auroient succombé à une épreuve aussi longue & aussi fréquente. *MM. le Roi & l'Abbé Tessier*, qui *sont descendus deux fois dans la cave* après le malheureux événement, y auroient rendu les derniers soupirs. Enfin, les 21 personnes qui ont été dans cette cave pendant la vuidange y auroient été asphixiées; car, au témoignage de M. *Lavoisier*, *le méphitisme a autant d'action sur le premier que sur le dernier.* (*) Le contraire est arrivé. Donc il n'y avoit pas de méphitisme; malgré un si grand concours des faits qui démontrent incontestablement que l'air étoit respirable, on soutient que *le méphitisme n'étoit que trop prouvé*, pag. 21. Et on le soutient, quoique *MM. le Roi & l'Abbé Tessier ont cru qu'ils devoient descendre dans la cave pour constater l'état de l'air de la fosse. Ibid.* Ils avoient donc des doutes sur l'existence du méphitisme. En effet, pour s'assurer s'il existoit, ou s'il n'existoit pas, *ils y ont introduit jusqu'à la matiere une bougie allumée, qui a très-bien brûlé. Un cochon d'Inde au bout de cinq minutes en a été retiré bien portant*, pag. 21 & 22. (1) Voilà deux expériences qui achevent de prouver invinciblement qu'il n'y avoit pas de méphitisme. Comment après des preuves aussi décisives, a-t-on pu imprimer que *le méphitisme n'étoit que trop prouvé!* p. 21.

(*) Opusc. chym. pag. 123.

(1) Toutes ces preuves sont consignées dans le détail.

Comment n'a-t-on pas fait attention que cette assertion est un vrai sophisme, sophisme anéanti par les succès non interrompus, qu'ont eu les *moyens les plus connus jusqu'ici pour constater l'état des gaz dangereux;* sophisme d'autant plus révoltant qu'il contredit les principes de l'Académie & de la Société de Médecine; il contredit ceux même de mes Commissaires : enfin, ceux du professeur *Haguenot*, de *M. Paulet*, & de tous les Physiciens. En faut-il davantage pour plonger dans l'incertitude les personnes qui n'ont pas les premiers éléments de la physique? Dans cette perpléxité à quelle des deux propositions s'en rapporteront-elles? *On ne doit pas*, dit M. Macquer, *regarder des faits essentiels comme constatés en physique, quand il n'ont été vus qu'une fois.* (1)

Car *ce n'est pas un seul fait*, dit la Société de Médecine, *qui constitue l'expérience, mais une suite de faits bien avérés* (2) *; une suite de faits semblables, une répétition fréquente des mêmes événements, fait l'essence de la vérité physique*, au témoignage de l'illustre M. de Buffon (3).

En physique & en chymie, disent des Savants, les faits sont les seuls guides qui peuvent faire distinguer le vrai du vraisemblable (4).

D'après de telles autorités le public ne doit pas hésiter de s'en rapporter au plus grand concours des faits, puisqu'ils sont bien avérés & conformes aux regles invariables de la nature. Tout ce qui ne tient pas aux loix de la nature, dit *Hyppocrate*, ne tient pas à la raison, les hommes sont sujets à l'erreur, tandis que l'expérience est infaillible; elle démontre journellement qu'un homme se noie dans un liquide quelconque; elle démontre l'impossibilité physique de faire brûler une lumiere dans le gaz méphitique, & d'y faire vivre les animaux. Toutes nos connoissances ne sont fondées que sur l'expérience & l'observation : hors de là, tout n'est qu'erreur, incertitude, obscurité; cette route conduit à l'ignorance des siecles barbares.

L'expérience prouve qu'il y a plus d'analogie qu'on ne pense, entre la flamme & le principe vital; n'y eut-il

(1) Dict. de Chym. T. I, p. 501.

(2) Pref. de son I vol.

(3) Hist. Nat. T. I, in-4°.

(4) Diss. sur le fluide, princ. de l'asc. des aérost. par les Acad. de Lyon.

que la néceſſité indiſpenſable de l'air pour la reſpiration & la combuſtion ; elle eſt plus que démontrée : cela poſé, qu'on ſe rappelle que les lumieres même réunies ſe ſont éteintes par la puanteur horrible qui s'exhaloit du caveau de l'Egliſe de Saint-Benoît à Lyon. *La lumiere s'éteint dans l'air méphitique*, dit l'Académie, la Société de Médecine & mes Commiſſaires.

Donc ſi les Religieuſes euſſent deſcendu dans ce caveau elles y auroient perdu la vie : elles doivent la conſervation de leurs jours à une bouteille de vinaigre, puiſqu'elle a ſuffi pour anéantir la vapeur méphitique ; par ce ſeul & unique moyen, l'air de ce caveau changea ſur le champ de caractere, les lumieres y brûlerent, on y deſcendit & perſonne n'y fut incommodé. (1) C'eſt donc avec raiſon que l'Académie & la Société de Médecine ont annoncé que *lorſqu'une lumiere brûle juſque dans le fond d'une excavation, on peut y deſcendre ſans courir aucun danger*; & ces Compagnies ſavantes n'ont donné cet indice qu'afin d'éviter des malheurs qui depuis un temps immémorial n'étoient que trop fréquents dans tous les dépôts d'infection ; on crut les prévenir en 1766, en employant le ventilateur ; ce moyen étant inſuffiſant, on y joignit, en 1778, la chaux & l'action du feu ; ces trois agents n'ont pas eu plus de ſuccès, témoins les cataſtrophes arrivées en 1779, 80 & 81. *Voyez ma ſeconde lettre à M. Cadet.* Les cris de l'humanité n'avoient ceſſé de ſe faire entendre ; lorſque je publiai, en Février 1782, mon *Antiméphitique*, chacun fut empreſſé de verſer du vinaigre dans les latrines, & j'oſe dire qu'il n'y en a pas une ſeule où l'on n'ait fait cette expérience : eh bien ! depuis cet époque les moffettes on ceſſé de s'y manifeſter, car aucun vuidangeur n'en a éprouvé les funeſtes atteintes.

Or, ſi le vinaigre avoit augmenté le méphitiſme, ainſi qu'on l'a prétendu, que de victimes auroient été immolées ! Le contraire eſt arrivé, donc on a dénigré injuſtement cet acide ; la foule des témoignages que je viens de mettre ſous vos yeux le démontre invinciblement.

(1) La décl. des Relig. eſt à la fin de ma 3 lettre.

C'est par l'ensemble des faits, aussi nombreux, aussi authentiques, aussi irrésistibles, que je prouve que le vinaigre détruit le méphitisme ; c'est par des faits bien avérés que j'anéantis la multitude des paradoxes entassés dans les écrits contre ma découverte. Il s'agit d'examiner maintenant si l'eau de la riviere pouvoit laver la fosse du quai Pelletier & l'empêcher d'être méphitique, ainsi qu'on l'a inseré dans le *détail.*

§. III.

L'eau qui lave quelquefois une fosse peut-elle l'empêcher d'être méphitique?

Avant de répondre à cette question il faut savoir comment l'eau de la Seine a pu laver une fosse qui n'a point d'égout ; mais supposons que l'eau a pu verser dans cette fosse ; qu'en a-t-il résulté ? une eau stagnante qui a accéléré la putréfaction des matieres hétérogenes, & a rendu les vapeurs encore plus dangereuses.

Les égouts ne sont-ils pas lavés lors des grandes pluies ? Pourquoi donc un nombre de malheureux sont morts dans celui de la porte Saint-Antoine ? C'est sur-tout après plusieurs jours d'orage que les égouts sont plus rédoutables. *M. Cadet* l'a prouvé dans un Mémoire lu à l'Académie.

Toute eau dormante, dit M. Gardane, *rend les émanations nuisibles, mais elles deviennent dangereuses par l'agitation, à cause de l'asphyxie qui en résulte*; (1) le grand Hypocrate l'a annoncé, il y a plus de deux mille ans, & après lui *Gallien*, *Tite-Live*, *Pline*, *Fracastor*, *Forestus*, *Chirac*, *Raau Boërhaave*, *Lancisi*, *Hoffmann*, *Sauvages*, *Pringle*, *Mauduit*, & *MM. Macquer*, *Zimmermann* & *autres Médecins célebres.*

(1) Catéch. sur les asph. p. 75.

Mead, *Sutton* & *Duhamel*, ont décrit les pernicieux effets de l'eau qui se rassemble dans la sentine des vaisseaux. *La moffete qui y regne*, dit M. Gardane, *est formée par la corruption de toutes les substances putréfiables qui s'y rassemblent ; le méphitisme est d'autant plus actif qu'il est formé par des substances de nature différente ; cette corruption se manifeste en faisant éprouver à ceux qui y sont exposés des picottements aux yeux, la difficulté de respirer, & même des mouvements convulsifs ; la même infection gagne l'entrepont, qui cause le scorbut & des fievres putrides & malignes ; lorsqu'on pompe cette eau pour la jeter dans la mer, elle répand à son passage une odeur méphitique, & la garde des épées est noircie.* Ibid, p. 85. *Les substances en se putréfiant*, dit M. Cornette, laissent exhaler *une odeur désagréable & nuisible ; il émane des matieres en putréfaction des miasmes capables d'infecter l'air & d'occasioner beaucoup de maladies dangereuses ; c'est ce que nous ne voyons arriver que trop souvent*, dit-il, *par les maladies auxquelles sont exposés ceux qui habitent près des marais.* (1)

(1) Mém. sur le salp. p. 64.

Il est donc certain que l'eau stagnante accélere la putréfaction ; il est certain qu'elle augmente la puanteur au point de suffoquer ceux qui sont dans son athmosphere, ou d'une maniere plus éloignée, en se répendant dans l'air circonvoisin ; alors ces vapeurs en infectant l'air d'une ville entiere, assure *Haguenot*, peuvent occasioner des maladies malignes & même pestilentielles ; c'est ce qui est arrivé à Montpellier & dans les villes circonvoisines par les exhalaisons infectes des marais, au rapport de *Sauvages.* (2) L'histoire romaine en cite nombre d'exemples.

(2) Nosol. Méth.

Mais pour prouver d'une maniere encore plus démonstrative combien on a eu tort d'avancer que l'eau pouvoit empêcher une fosse d'être méphitique. J'appelle ici en témoignage du contraire l'Académie, la Société de Médecine, mes Commissaires & *M. Cadet.*

L'histoire de l'Académie, 1745, nous apprend qu'*un matelot tomba mort en débondonnant une futaille pleine d'eau de mer ; six de ces camarades, qui étoient à quelque distance de lui, furent renversés, agités de violentes convulsions & perdirent connoissance : le Chirurgien major du vaisseau, qui étoit accouru pour les secourir, éprouva les mêmes accidents ; le mort rendoit le sang par la bouche, le nez & les oreilles*, *son cadavre noir & enflé fut si promptement corrompu, qu'on n'en put faire l'ouverture.* On lit encore dans l'histoire de l'Académie, 1767, *que les puisards rendent l'air mal sain & peuvent produire des incommodités & des maladies, parce qu'ils sont des cloaques aussi infectés que des fosses d'aisance.* Or, on sait que les puisards reçoivent journellement beaucoup d'eau ; malgré cela l'Académie assure que la vapeur qui s'en éleve altere l'air & peut causer des maladies. L'eau n'empêche donc pas les cloaques d'infection d'être méphitiques : voyons actuellement quel est le sentiment de la Société de Médecine.

Personne n'ignore, dit-elle, *combien les lieux voisins des eaux stagnantes sont un séjour mal sain ; elles le sont par les vapeurs malfaisantes qui s'en élevent. Il est certain que la putridité des eaux stagnantes est beaucoup augmentée, qu'elle doit devenir funeste, par les débris des plantes & des animaux qui y pourrissent, il doit s'élever du tout une plus grande quantité de vapeurs, & des vapeurs plus dangereuses ;* Tom. I, pag. 254. Voilà un fait connu de tout le monde, & notamment de la Société de Médecine, malgré cela ses Commissaires soutiennent la négative de cette vérité : selon eux, l'eau stagnante peut empêcher une fosse d'être méphitique, tandis que la Société de Médecine a annoncé, dans le volume déja cité, que *les eaux corrompues causent des maladies pestilentielles*, p. 187 & 255. Elle l'a répété dans son 2 & 3 volume. *La corruption des eaux stagnantes*, dit-elle, *fait mourir une très-grande quantité de poissons, dont la putréfaction ne contribue pas peu à son tour à infecter l'air environnant*, ibid p. 240. Elle ajoute, *les plantes & les insectes corrompus exhaloient une odeur infecte, ceux qui habitoient les environs des marais en furent généralement affectés. Le marais de Roussan, qui est le plus mal sain, a été le foyer de l'épizootie, & la contagion s'est propagée*, ibid, p. 345. Que de preuves que les eaux stagnantes portent atteinte à la santé & à la vie des hommes & des animaux, & l'on a soutenu le contraire dans le *détail !* Il est évident qu'on n'a pu combattre ma découverte qu'en renversant tous les principes, toutes les observations & l'expérience de tous les siecles.

Il est bien étonnant que dans un siecle philosophe, des Savants aient enfanté une multitude de points d'attaque, si mal dirigés, si mal ourdis, qu'il n'y en a pas un seul qui puisse résister au choc d'un examen sérieux; pas un seul qui puisse résister au parallele des connoissances acquises. Puisqu'on conteste les vérités les mieux démontrées, voyons si mes Commissaires sont fondés à soutenir que l'eau stagnante peut empêcher une fosse d'être méphitique. Adressons nous d'abord à *M. l'Abbé Tessier*, rédacteur du fameux *détail*; c'est son ouvrage, c'est à lui seul à répondre des faits qu'il y a insérés.

La Sologne, dit-il, *est un pays mal sain, par les marécages dont il est innondé; les vapeurs qui se levent des marais sont dangereuses, soit que ce soit l'air inflammable qui s'en dégage, soit que ce soit quelqu'autre gaz ou moffette inconnue. On a vu*, ajoute-t-il, *des maladies épidémiques enlever un grand nombre d'habitants voisins des marais. M. l'Abbé Tessier* a fait imprimer cette observation en 1780. (1) Vous croyez peut-être, Monsieur, que depuis cette époque *M. l'Abbé Tessier* a changé d'opinion; vous serez persuadé du contraire lorsque vous apprendrez que trois mois après son fameux *détail*, il a annoncé que l'épidémie mortelle de Rouvrai-Saint-Denis *a eu pour cause les exhalaisons des petites mares; elles ont pu répandre*, dit-il, *leur maligne influance sur les hommes qui s'y sont trouvés exposés.* (2) L'eau croupie des petites marres a été, selon *M. l'Abbé Tessier*, *cause mortelle*; tandis qu'il a inséré le contraire dans son fameux *détail*; c'est ainsi qu'il a contredit sa propre expérience; mais ces *petites mares* étoient soumises à l'action d'un air toujours renouvellé, elles étoient lavées par l'eau de la pluie, malgré cela elles étoient un foyer de malignité & de mort, & cela *au mois de Mars*. Et une fosse dont l'air ne peut se renouveller, une fosse qui n'avoit pas été vuidée depuis quatorze ans, & qui étoit pleine, *M. l'Abbé Tessier* la déclare *bonne & exempte de méphitisme* !

(1) Mém. de la Soc. de Médec. T. I, p. 72.

(2) Mém. de la Soc. de Médec. T. III, p. 26.

Deux autres de mes Commiſſaires, *MM. Fougeroux & Lavoiſier*, ont dit : *les foſſes où l'on fait couler l'eau des blanchiſſeuſes ſont plus dangereuſes que celles dont les matieres* ſont homogenes : (1) cela eſt précis. *M. Cadet* va plus loin, il affirme, *que le méphitiſme accru par des cauſes étrangeres, rend plus dangereuſes les foſſes qui ont reçu des eaux de vaiſſelle & celles des blanchiſſeuſes ; on l'imagine*, dit-il, *aiſément* (2).

(1) Rapp. de 1778, p. 56 & 63.

(2) Obſ. ſur les foſſes, p. 15.

Eſt-il poſſible qu'après un aveu auſſi poſitif, *M. Cadet* ait publié, *que les foſſes ſur leſquelles M. Janin a fait ſes expériences à Lyon, à Paris & Verſailles, ſont baignées par les eaux du Rhône, de la Saône & de la Seine, & ne ſauroient*, dit-il, *ſervir de preuve à la propriété anti-méphitique du vinaigre.* (3)

(3) Jour. Encyclop. 1 Juin 1782, p. 295.

Je prie *M. Cadet* de me dire comment les eaux de ces trois rivieres peuvent baigner les foſſes de Verſailles, celles du centre de Paris & de Lyon, qui n'ont point d'égouts ? Suppoſons, puiſqu'il le veut, que l'eau a été tranſmiſe dans toutes les foſſes où j'ai fait mes expériences, la ſtagnation a augmenté le danger par la plus grande intenſité du méphitiſme. Je viens de le prouver par les écrits de mes Commiſſaires ; par ceux de l'*Académie* & de la *Société de Médecine*. On a donc mis le vinaigre aux plus rudes épreuves ? Cela eſt démontré par les obſervations ſur les foſſes, & par le Mémoire que M. Cadet a lu à l'Académie. Dans l'un & l'autre écrit, il atteſte que l'eau mêlée de matieres hétérogenes eſt méphitique & mortelle : comment, après une telle déclaration, a-t-il pu ſoutenir que la cauſe éminente du méphitiſme, *ne pouvoit point ſervir de preuve à la vertu anti-méphitique du vinaigre?* C'eſt ainſi qu'on a accumulé les contradictions ; on les a tellement multipliées, que cinq lettres ont ſuffi pour en relever trois cents onze : trois cents onze contradictions ! ah Monſieur ! dans quel aybme ſont tombés des Savants, & cela pour combattre l'anti-méphitique ! Pourquoi s'y expoſoient-ils ? eux qui ſavent qu'il eſt *impoſſible qu'une choſe ſoit & ne ſoit pas en même temps ?* Je les interpelle de déclarer auxquels de leurs ouvrages ils entendent qu'on s'en rapporte : eſt-ce à ceux qui diſent oui, ou à ceux qui diſent non ? Si on accordoit une fois, dit *M. de Formey* (1), que quelque choſe pût exiſter ou n'exiſter pas en même temps, il n'y auroit plus aucune vérité, chaque choſe pourroit être ou ne pas être, ſelon la fantaiſie de chacun : ainſi, deux & deux pourroient faire quatre ou ſix également & en même temps ; ce qui ſeroit abſurde : à plus forte raiſon, ſi on paſſoit trois cents onze contradictions : les auroit-on employées ſi on avoit eu des raiſons ſolides à m'oppoſer ? les auroit-on employées ſi ma découverte avoit été mauvaiſe ? Une fauſſe découverte tombe d'elle-même ; eſt-il beſoin de la conteſter ? Que conclure de cette multitude de preuves ? que la mauvaiſe odeur eſt très-méphitique ; que l'eau ſtagnante mêlée de matieres hétérogenes eſt très-dangereuſe ; que le vinaigre eſt ſans la moindre équivoque le vainqueur du plus haut degré du méphitiſme, & cela quoiqu'il n'ait pas la puiſſance d'empêcher les gens de ſe noyer dans un liquide quelconque. Enfin, que c'eſt ſans fondement & contre l'obſervation & l'expérience qu'on a imprimé le contraire dans le *détail*, & dans la critique de *MM. Cadet & Lavoiſier.*

(1) Encycl. T. IV.

Les autorités que je viens de mettre ſous vos yeux démontrent de plus en plus la vérité des faits que j'ai publiés dans mon Anti-méphitique ; je ſerois très-flatté, Monſieur, que mon travail pût mériter votre ſuffrage, & prouver à la patrie mon zele & le profond reſpect avec lequel je ſuis,

JANIN DE COMBE BLANCHE.

Lyon le 30 Novembre 1783.

Commis M. Revolat, Médecin du Roi, pour examiner le manuſcrit ci-deſſus. A Vienne le 28 Janvier 1784. RONIN, Maire.

J'ai lu le manuſcrit ci-deſſus, & n'y ai rien trouvé qui puiſſe en empêcher l'impreſſion. A Vienne ce 31 Janvier 1784.

REVOLAT, Médecin du Roi.

PROBLÊME

Propofé à MM. Cadet, Fougeroux de Bondaroy, Lavoifier, Defoucroy, Hallé, l'abbé Teffier & Marcorelle, Membres de l'Académie Royale des Sciences de Paris, & de la Société Royale de Médecine.

Par M. JANIN DE COMBE BLANCHE.

QUEL eft le moyen de guérir radicalement, dans moins d'une heure, les plus violentes contufions, & d'éviter les grandes incifions ufitées en pareil cas; l'amputation du membre bleffé, & la mort qui fouvent en eft la fuite?

Découverte qui intéreffe particuliérement les militaires & tous les hommes en général.

Pour faire comprendre à ces Savants l'importance d'une telle découverte, il faut leur faire obferver que dans l'efpece actuelle de nos combats guerriers, fur dix mille hommes bleffés, il y en a environ 9500 qui le font par des contufions plus ou moins fortes, plus ou moins confidérables, eu égard à leur étendue, & plus ou moins dangereufes relativement à la partie meurtrie. Ces MM. n'ignorent pas que de telles bleffures mettent un homme hors de combat; l'armée eft encore affoiblie par les détachements deftinés à garder les bleffés, il faut les foigner & les tranfporter dans les hôpitaux, où la plupart vont rendre les derniers foupirs. Tandis que par un moyen fimple, le plus grand nombre de ces malades fera en état de reprendre les armes le même jour, de combattre & de pouvoir vaincre l'ennemi, & cela comme s'ils n'avoient jamais été bleffés. Ce qui ne mérite pas moins d'attention, c'eft que pour guérir ces 9500 bleffés, il n'en coûtera pas douze fous par perfonne.

Ce moyen curatif a été vérifié & conftaté depuis une longue fuite d'années, fur un grand nombre de fujets, de tout âge & de tout fexe, toujours avec un égal fuccès, dans toutes les faifons de l'année.

Voici fon effet. La douleur violente qu'éprouve le malade; la tuméfaction & la lividité de la partie; la ftupeur & l'engourdiffement difparoiffent en peu de minutes; les forces mufculaires, qui étoient anéanties, reprennent leur vigueur naturelle, & le malade eft guéri avec une promptitude auffi étonnante que celle de la neutralifation de l'alkali volatil putride par le vinaigre.

SECOND PROBLÊME.

Propofé aux mêmes Membres de l'Académie, & de la Société Royale de Médecine.

PAR quel moyen peut-on détruire certaines plantes qui rendent une bonne partie des terres du Royaume incultes, & de mettre ces terres en état de produire de bonnes récoltes pendant une fuite d'années, d'où réfultera l'abondance?

Moyen d'augmenter les revenus de l'Etat & la fortune des particuliers.

Si ces MM. trouvent la folution de ces deux Problêmes, je les invite à la rendre publique: alors j'aurai l'honneur de leur en propofer encore d'autres qui n'intéreffent pas moins l'humanité.

Homo fum, humani à me nil alienum puto. TÉRENCE.

www.ingramcontent.com/pod-product-compliance
Ingram Content Group UK Ltd.
Pitfield, Milton Keynes, MK11 3LW, UK
UKHW020522180726
13839UKWH00005B/2250

9 782329 418889